EL "ABC"
DE LA DIABETES MELLITUS
E HIPERTENSIÓN ARTERIAL

EL "ABC"
DE LA DIABETES MELLITUS
E HIPERTENSIÓN ARTERIAL

Como se Abre?
Como Se Cierra?
Cuando se Abre?
Cuando se Cierra?

Para que la azúcar entre

Dr. Mario A. Salas

Número de Control de la Biblioteca del Congreso de EE. UU.:   2015907159
ISBN: Tapa Blanda   978-1-5065-0418-6
                       Libro Electrónico   978-1-5065-0417-9

La información, ideas y sugerencias en este libro no pretenden reemplazar ningún consejo médico profesional. Antes de seguir las sugerencias contenidas en este libro, usted debe consultar a su médico personal. Ni el autor ni el editor de la obra se hacen responsables por cualquier pérdida o daño que supuestamente se deriven como consecuencia del uso o aplicación de cualquier información o sugerencia contenidas en este libro.

Información de la imprenta disponible en la última página.

Fecha de revisión: 01/06/2015

Para realizar pedidos de este libro, contacte con:
Palibrio
1663 Liberty Drive
Suite 200
Bloomington, IN 47403
Gratis desde EE. UU. al 877.407.5847
Gratis desde México al 01.800.288.2243
Gratis desde España al 900.866.949
Desde otro país al +1.812.671.9757
Fax: 01.812.355.1576
ventas@palibrio.com
712988

AGRADECIMIENTO

Gracias a la artista, pintora Sara Salas por sus magníficos dibujos e ilustraciones que dan a este libro un mejor entendimiento, siendo el propósito fundamental ayudar a mejorar la salud de todas las personas con estas enfermedades.

ÍNDICE

PROLOGO

Muchos años han pasado para poder consolidar este manual, incontables pacientes sufriendo estas enfermedades.

Una persona sana, saludable se puede deteriorar radicalmente, he sido testigo de ello.

No existe nada mágico en el tratamiento pero si indispensable para continuar con una mejor calidad de vida.

Tomar su medicamento regularmente
Comer saludable e inteligentemente.
Hacer ejercicio por lo menos 5 minutos al día.
Checarse la presión y niveles de azúcar diario.
Cuidar de sus pies, siempre limpios y secos.

Esto evitara hospitalizaciones futuras y podrá disfrutar día con día lo maravilloso de la vida a pesar de estas enfermedades.

Cada uno debe y puede conocer su cuerpo, y para esto es necesario querer hacerlo.

Dr. Mario A. Salas

DIABETES MELLITUS TIPO II

Diagnostico

Complicaciones

Prevención

Esta información es para toda la comunidad:
Algún conocido, o familiar con diabetes (papa, mama, hermanos, hijo).

QUE ES LA DIABETES?

La **DIABETES** es una Enfermedad donde los niveles de azúcar en la sangre andan más alto de lo normal.

En una persona sana, sin diabetes, el cuerpo lo que hace es regular los niveles de azúcar en la sangre y todo el organismo.

Las personas con **DIABETES,** sus reguladores ya no funcionan, ya se (***fundieron);*** y los niveles de azúcar en el cuerpo varían mucho. Y esta **VARIACION** de azúcar en el cuerpo, indica que nuestro organismo no funciona tan bien como debe.

Nuestro cuerpo transforma *TODO* lo que comemos en **AZUCAR,** y así se aproveche y se utilice en todos y cada uno de su funcionamiento:

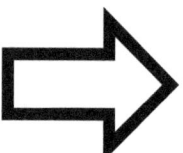

```
PENSAMIENTO
CRECIMIENTO
MOVIMIENTO
REPARACION
DEFENSA
```

Todo lo que el cuerpo necesita para mantenerse vivo, y en óptimas condiciones.

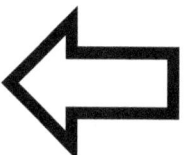

```
PROTEINAS
AMINOACIDOS
VITAMINAS
HORMONAS
TEJIDO CONECTIVO
SANGRE
```

COMPORTAMIENTO DE LA INSULINA/ AZUCAR EN UNA PERSONA

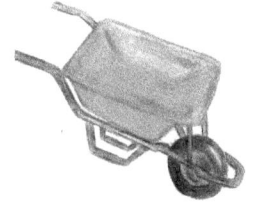

Insulina

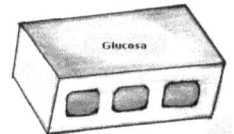

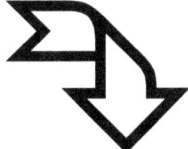

Estomago/Intestinos

Corazón

Pulmón

Cerebro

Huesos

Musculos

Rinones

Higado

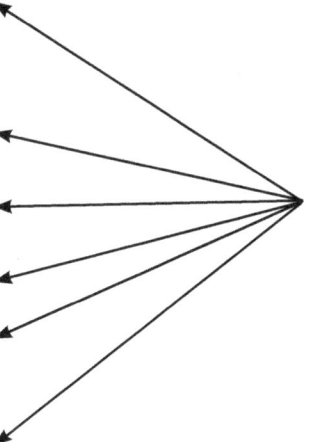

Sistema Digestivo

**La transporta
a todas partes
del cuerpo**

COMPORTAMIENTO DE LA INSULINA/ AZUCAR EN UNA PERSONA

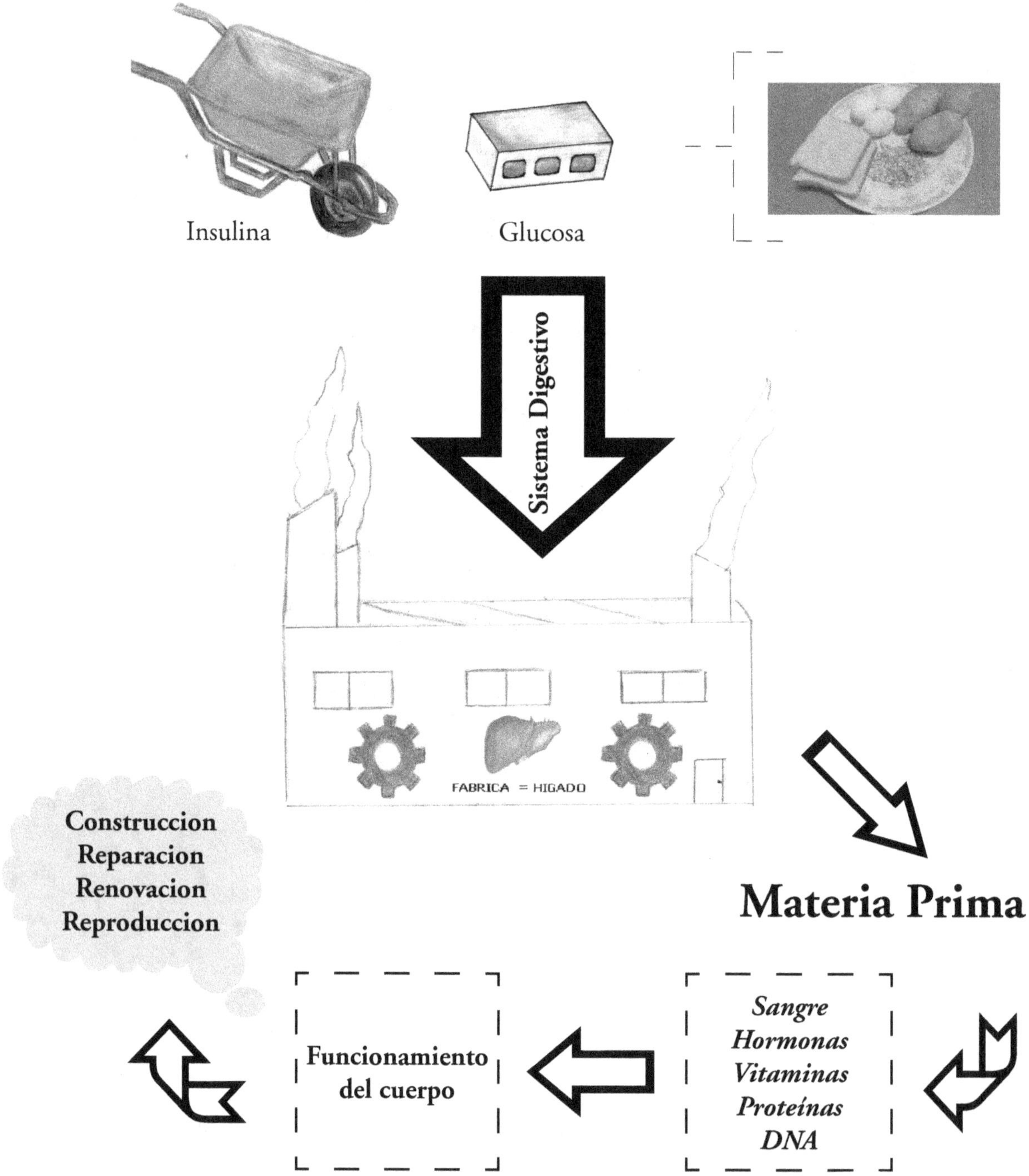

Insulina

Glucosa

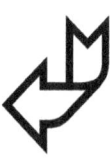

Sistema Digestivo

FABRICA = HIGADO

**Construccion
Reparacion
Renovacion
Reproduccion**

Materia Prima

Funcionamiento
del cuerpo

*Sangre
Hormonas
Vitaminas
Proteínas
DNA*

COMPORTAMIENTO DE LA INSULINA/ AZUCAR EN UNA PERSONA

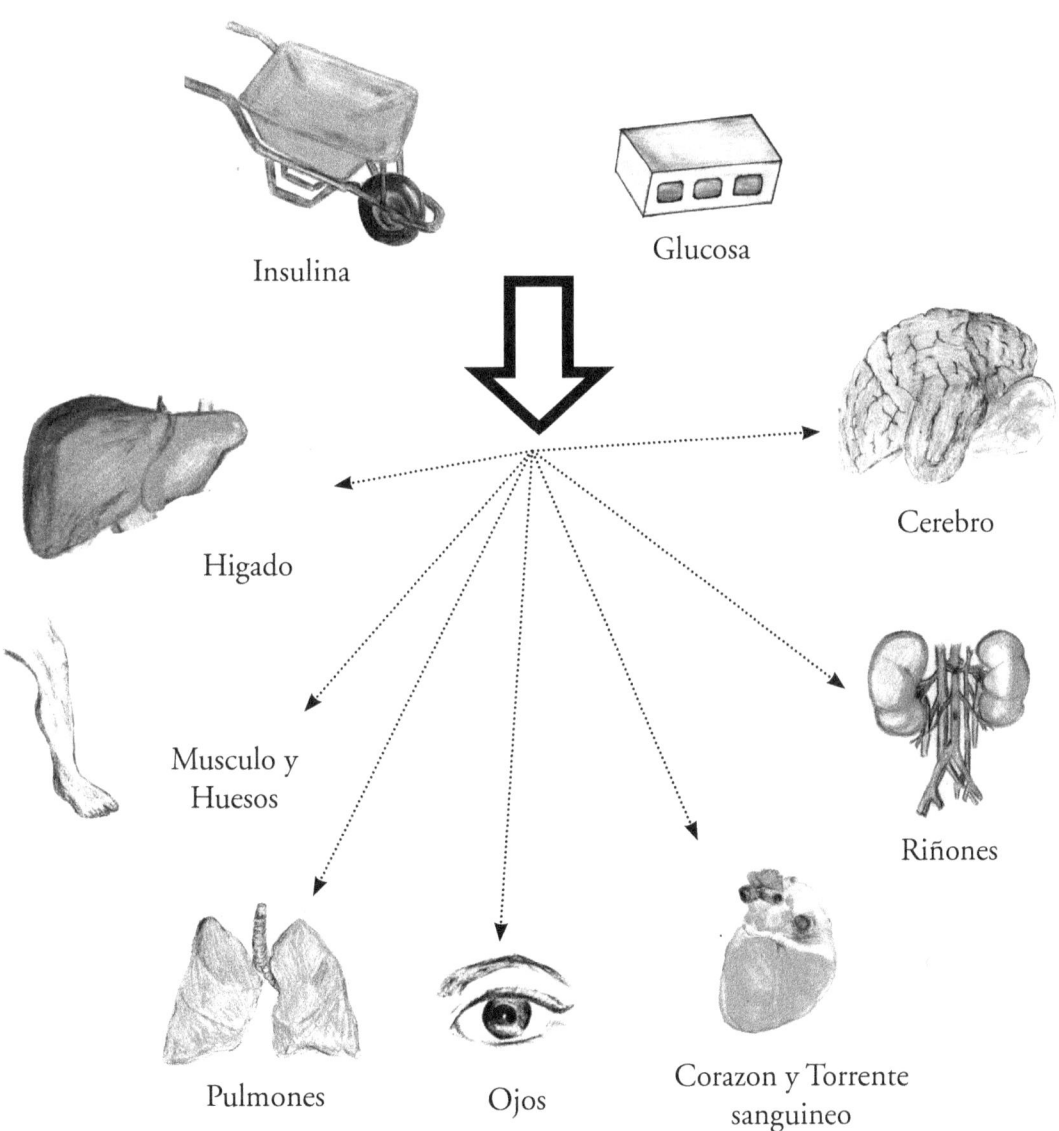

Insulina

Glucosa

Cerebro

Higado

Musculo y Huesos

Riñones

Pulmones

Ojos

Corazon y Torrente sanguineo

SIGNOS Y SINTOMAS

Los primeros signos y síntomas son muy variables.

- **MUCHA ORINA (principalmente en la noche)**
- **PERDIDA DE PESO sin razón**
- **SUDORACION INESPLICABLE en: cara, brazos.**
- **IRRITABILIDAD (mas de la cuenta)**
- **MAREOS**
- **PROBLEMAS DE LA VISTA**
- **HAMBRE (ya, ahorita, rápido)**
- **SED**
- **SENSACION DE DESMAYO**
- **DESMAYOS INOPORTUNOS**
- **CONFUSION (como que se me va el avión)**

Todo esto puede iniciar a **CUALQUIER EDAD.**
A los 18 años, a los 20 años, a los 30 años, a los 40, 50, 60, 70 años...... **NO HAY EDAD**

DIAGNOSTICO

En una persona _**normal**_, _sin_ **DIABETES** los **NIVELES** de azúcar son de **80-120 mg/dl**, y en la orina no debe haber rastros de azúcar.

En una persona _con_ **DIABETES** los niveles de azúcar son mayores de > 120 mg/dl, puede ser **200, 300, 400, 500 o MAS.**

Claro está que entre más altos estén los niveles de azúcar en la sangre los **DAÑOS** que hace en el cuerpo son **MAYORES Y PROGRESIVOS.**

COMPLICACIONES

| Lo que más DAÑO hace la Diabetes es 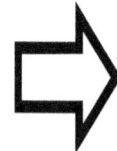 | OJOS
RIÑONES
CORAZON
CIRCULACION
PIEL
SANGRE |

Una Persona con Diabetes **MAL CONTROLADA,** que no tome sus **MEDICAMENTOS**, va a desarrollar problemas con:

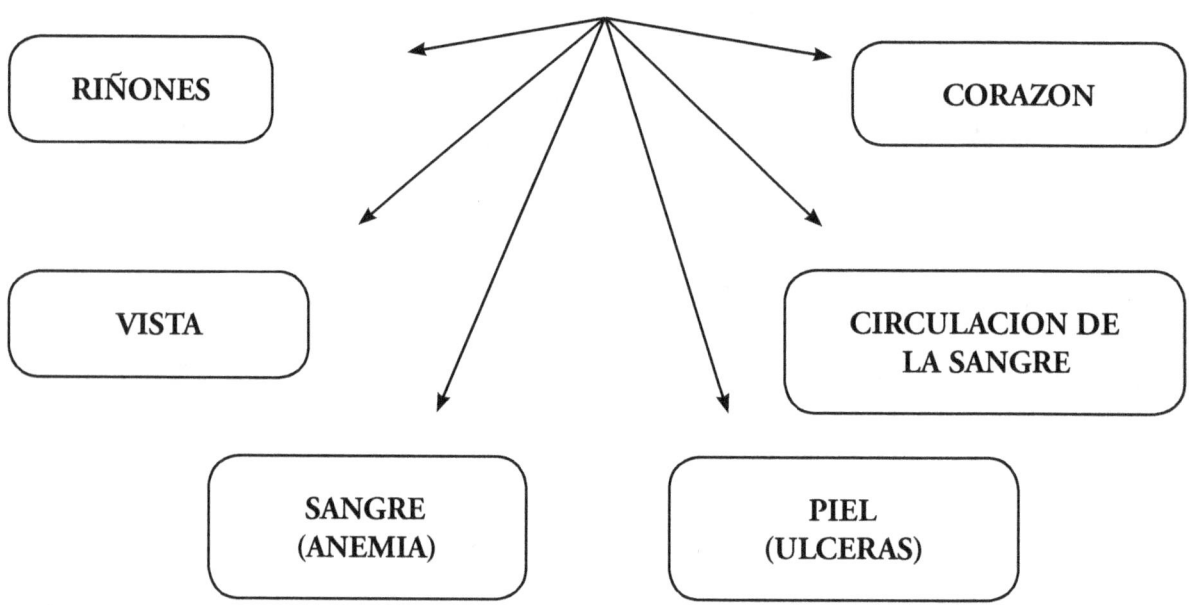

RIÑONES

CORAZON

VISTA

CIRCULACION DE LA SANGRE

SANGRE (ANEMIA)

PIEL (ULCERAS)

CONTROL

El **secreto** de cómo controlar su Diabetes (que los niveles de azúcar siempre anden cerca de lo normal) es sencillo:

- **ACEPTAR Y RECONOCER** que es **DIABETICO.**
- **CHECARSE** diario sus niveles de azúcar, y anotarlo en un cuaderno
- Mantener una buena comunicación con su doctor
- Acudir con su doctor frecuentemente
- **TOMAR SU MEDICAMENTO**
- ALIMENTACION (no sobrepasarse ni chiflarse)

Para conocer su cuerpo y su metabolismo, debe checarse diario y así se va conociendo, lo que come influye directamente en los niveles de azúcar.

Entre más **COMIDA** con azúcar coma, más altos sus niveles de azúcar.

EL UNICO MODO DE SABER CUANTO SUBE ES CHECANDOSE!!

El secreto es ***CHECARSE*** para entender su cuerpo, para vivir una vida plena con su familia.

SUGERENCIAS Y RECOMENDACIONES

Cuando vaya con su doctor, pídale que le cheque la **VISTA, CORAZON, RIÑONES, CIRCULACION, SANGRE.**

Exámenes de laboratorio para tener un conocimiento básico de cómo anda su cuerpo.

BIOMETRIA HEMATICA (BH)
EXAMEN GENERAL DE ORINA (EGO)
GLUCOSA
HEMOGLOBINA GLUCOSILADA
UREA/CREATININA
PERFIL DE LIPIDOS (COLESTEROL, LDL, HDL, TRIGLICÉRIDOS)
PRUEBA DE FUNCION HEPATICA
ELECTROCARDIOGRAMA
RAYOS X
EVALUAR CORAZON, HÍGADO, RIÑONES.

Todos aquellos exámenes que su doctor crea son necesarios para su buena salud y para ir monitorizando el manejo de su Diabetes.

NO espere a que se enferme, es un **ARTE** el saber diagnosticar **TEMPRANAMENTE** y ayudar a **PREVENIR** complicaciones serias y **MORTALES**

**SI USTED TIENE DIABETES, ES SUYA,
¡CUIDELA!
Y MONITOREELA**

NO LE DEJE TODO A SU DOCTOR

**CHEQUESE
COMA SALUDABLE
EJERCITE SU CUERPO**

Algunos de los medicamentos que se usan para el Tratamiento de la diabetes: Tolbutamida, Clorpropamida, Glibenclamida, Gliclazide, Metformina, Glimepirida, Rosiglitazomna, Fenformina, Acarbosa, Nateglindina, Pioglitazona, Linagliptin.

Con esta información intentamos prevenir principalmente,
**MUERTES INOPORTUNAS, ULCERAS DIABETICAS,
AMPUTACIONES, INFARTOS,** y todas aquellas consecuencias
atroces que vienen con la Diabetes y Alta Presión.

PREVENCION es el mejor tratamiento para
cualquier enfermedad, es más económico, y generacional.
Esto es simplemente para prevenir sufrimientos
innecesarios en toda su familia.

HIPERTENSION ARTERIAL

Diagnostico

Complicaciones

Prevención

TODOS NOS PREGUNTAMOS?

Cuál es la razón que aun cuando una persona toma sus medicamentos para su presión alta, aun esa persona llega a la sala de urgencias con algún problema cardiaco, Infarto, ataque al corazón, alta presión, baja presión.

El paciente tomaba sus medicamentos, hacia ejercicios, visitaba a su doctor regularmente, comía saludable.

La respuesta puede ser muy simple:

Paciente no se checaba su presión en casa.

Desconocía su cuerpo

Nada mas tomaba su medicamento como se lo especificaban.

La presión varía muchas veces durante el DIA.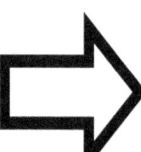

> Porque uno está contento o triste.
> Porque uno esta solo
> Porque está en familia
> Porque está descansando. Porque durmió mucho
> Porque no durmió

Así es que lo que se le sugiere es checarse su presión seguido **TRES A CUATRO** veces al día y anotarlo.
Y dentro de tres a cuatro meses usted se va conociendo las variaciones de su presión. Usted conoce cuando su presión cambia, y como se siente cuando su presión esta alta o baja.
Así usted le ayuda a su doctor regular su presión más eficaz, y se puede prevenir esas altas presiones inesperadas que pueden ocasionar un desastre, o una larga estancia en el hospital.

Es importante saber que:
Después de una crisis hipertensiva la dosis de medicamento posiblemente sean altas, pero al pasar del tiempo (tres, cuatro semanas) la presión va disminuyendo y el medico ira ajustando la dosis.

El que usted se revise continuamente es la clave para su buena recuperación y para mantener sus niveles de presión normal.

EJEMPLO

Paciente de 64 años que tuvo un problema familiar, muy difícil, que le afecto mucho. Se puso triste, enojado, melancólico, depresivo, angustiado, trato de seguir su vida pero no igual. Había algo diferente. No sabían que…

Obviamente este paciente era hipertenso y tomaba medicamento para su presión alta.

Pero aun así llego varias semanas después a la sala de urgencias con un infarto/accidente vascular cerebral.

Por qué? Los familiares preguntaban.

Tomaba su medicamento, hacia ejercicios, comía saludable, visitaba a su doctor.

Respuesta: Sencillo, NO se checaba su presión.

Y con todos sus problemas, su presión subió, y subió hasta que su cuerpo ya no resistió.

Consecuencias: Infarto/**A**ccidente **V**ascular **C**erebral (embolia).

Si este paciente se hubiera estado checando su presión arterial diariamente, se hubiera dado cuenta, que su presión la traía más alta que lo de costumbre. Le subió tanto que sus medicamentos no pudieron regular y le vino el infarto/AVC.

DIAGNOSTICO

La Presión Arterial Normal en un adulto es de :
120/80 mmHg
Frecuencia Cardiaca Normal:
80 latidos por minuto

La Presión Sistólica normal depende de la edad de la persona.
Máximo-----------------140 mmHg (milímetros de mercurio)
La presión Diastólica
Máximo-------------------90 mmHg (milímetros de mercurio)

La presión alta se puede considerar cuando exista *141/85 mmHg.*

Para mantener esta explicación simple y sencilla:
Una presión arriba de **140** (sistólica) ya se considera =*ALTA PRESION*

**Hipertensión Arterial
(142/90 mmHg)**

CAUSA

La causa de alta presión es variable.

- Hipertiroidismo
- Mala alimentación
- Vida sedentaria
- Obesidad
- Alcoholismo
- Tabaquismo
- Enfermedades renales
- Enfermedades propias del corazón
- Enfermedades hormonales
- Enfermedades del sistema nervioso
- Y muchas otras causas

SIGNOS Y SINTOMAS

En una persona normal su cuerpo regula la presión arterial. Por diferentes razones causas se pierde esta regulación de su presión. Y esta empieza a variar fuera de lo normal (120/80 mmHg).

Los Signos y síntomas varían de persona a persona:

- Mareos
- Sangrado de nariz
- Visión borrosa
- Dolor de cabeza, o dolor de nunca
- Cansancio
- Palpitaciones, o falta de aire
- Dolor de pecho o de un brazo
- Dolor de espalda
- Sensación de ahogamiento

Los signos y síntomas varían mucho. Pero es indispensable hacer casos a estas sensaciones.

En algunos casos de hipertensión el **PULSO** varia, también mucho.

Especialmente si el hipertenso también es diabético.

Recordando que el pulso de un adulto es aproximadamente 80 latidos por minuto.

En ocasiones el pulso puede de 100 latidos por minutos en reposo con una presión normal de 120/80 mmHg.

En esta situación la persona aquí puede sentir: *palpitaciones, mareos, ahogamiento, dolor de pecho, malestar general, dolor de cabeza.*

Además una **TAQUICARDIA PERMANENTE** (pulso mas rápido de lo normal) es peligrosa y necesita atención medica
Es importante ponerle atención a su cuerpo, y hay que checarse por que esta es la única forma de saber cómo.

Es la única fórmula de saber cómo anda su presión y pulso en diferentes situaciones:

Estrés, reposo, excitación, etc.

Presión normal con pulso normal = 120/80 mmHg, 80 latidos por minuto

Ejemplos:

Paciente 1
>   Presión anormal con pulso normal = 150/94 mmHg, 80 latidos por minuto

Paciente 2
>   Presión anormal con pulso anormal = 180/94 mmHg, 104 latidos por minuto

Paciente 3
>   Presión normal con pulso anormal = 120/80 mmHg, 100 latidos por minuto

En los tres casos hay que visitar a su médico y es probable que usted necesite medicamento.

También, en ocasiones la presión baja mucho.

Presión baja pulso bajo	= 86/48mmHg 64 latidos por minuto
Presión baja con pulso bajo	= 90/60mmHg 40 latidos por minuto

Los dos ejemplos son presiones bajas que **NECESITAN ATENCIÓN MÉDICA.**
Los riesgos de una hipertensión son muchos.

CUÍDESE Y APRENDA A CHECARSE.

Hay una amplia variedad de medicamentos que su médico puede elegir para su tratamiento. Y solo su médico es el indicado para individualizar su tratamiento.

Hay muchos medicamentos que se pueden dar para su problema aquí algunos.

Tratamiento hipertensión arterial:

Captopril, enalapril, lisinopril, ramipril Metropolol,atenolol,propanolol Metildopa, clonidina Losartan,valsartan,olmesartan Nifedipina, verapamil, dilitiazam Pranozin,terazosin	Carvedilol Reserpina Hydralazina Furosemida Hydrochlorotiazida Indapamide Bumetanide

COMPLICACIONES

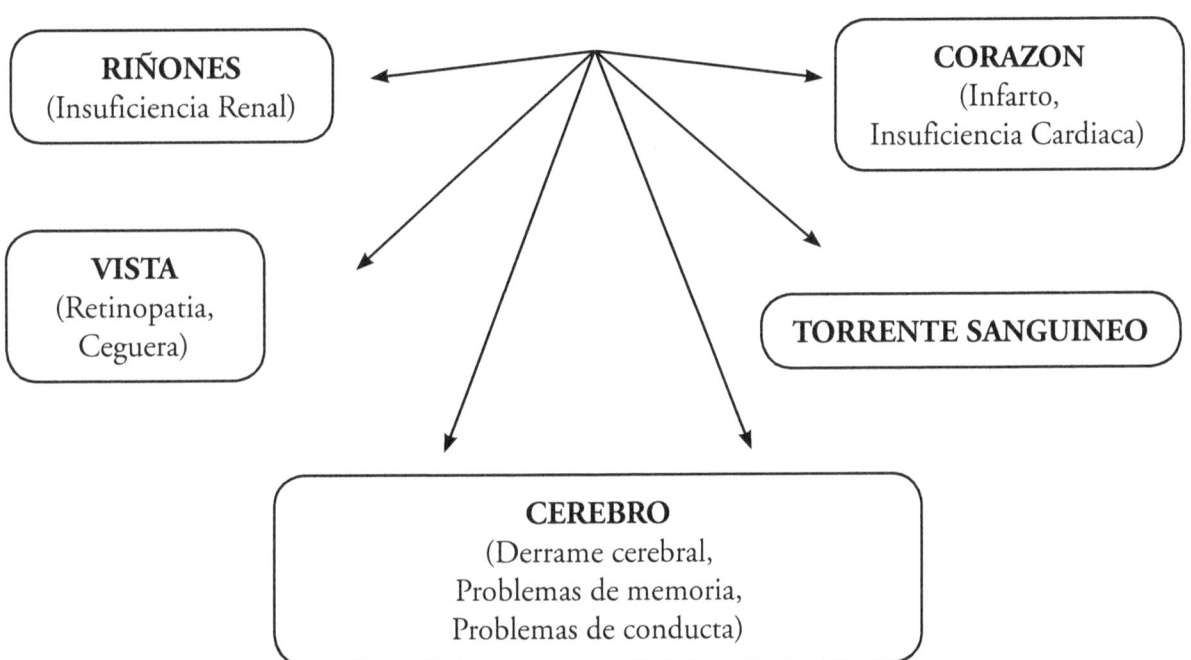

HIPERTENSION ARTERIAL

RIÑONES
(Insuficiencia Renal)

CORAZON
(Infarto,
Insuficiencia Cardiaca)

VISTA
(Retinopatia,
Ceguera)

TORRENTE SANGUINEO

CEREBRO
(Derrame cerebral,
Problemas de memoria,
Problemas de conducta)

SUGERENCIAS

Cuando vaya con su doctor, pídale que le cheque la **VISTA, CORAZON, RIÑONES, CIRCULACION, SANGRE.**

Exámenes de laboratorio para tener un conocimiento básico de cómo anda su cuerpo.

BIOMETRIA HEMATICA (BH)
EXAMEN GENERAL DE ORINA (EGO)
GLUCOSA
HEMOGLOBINA GLUCOSILADA
UREA/CREATININA
PERFIL DE LIPIDOS (COLESTEROL, LDL, HDL, TRIGLICÉRIDOS)
PRUEBA DE FUNCION HEPATICA
ELECTROCARDIOGRAMA
RAYOS X
EVALUAR CORAZON, HÍGADO, RIÑONES.

Todos aquellos exámenes que su doctor crea son necesarios para su buena salud y para ir monitorizando el manejo de su Presión Arterial.

- **CHECARSE** diario su presión arterial y anotarlo en un cuaderno
- Mantener una buena comunicación con su doctor
- Acudir con su doctor frecuentemente
- **TOMAR SU MEDICAMENTO**
- Buena ALIMENTACION

HAGA EJERCICIOS, CUANDO MENOS 5 MINUTOS POR DÍA, LOS PUEDE HACER DENTRO DE SU CASA NO TIENE QUE SALIR.

5 minutos por 30 días = 150minutos = 1 ½ hora.

Suficiente tiempo para mantenerse bien.
Visite a su medico
Coma saludable.
Checarse diario y anotarlo.
Tome sus medicamentos.
CUIDESE.

Historia simplificada

Paciente 1

Paciente de 34 años de edad tenía una estatura de 5,10 pulgadas y pesaba 190 libras, era fuerte, atlético, aparentaba buena salud, trataba de tener una buena alimentación. Él era profesionista con una carrera universitaria con trabajo fijo, estable y padre de familia. Nunca se había enfermado, sabía que sus padres padecieron diabetes e hipertensión, y su abuela había fallecido por hipertensión.

Empezaba a perder peso poco a poco, y por las noches se levantaba a orinar varias veces, hasta cinco o seis veces, sin poner atención a esto el continuaba haciendo ejercicio todos los días.

Un día en su trabajo sintió una sudoración pegajosa en cara y brazos, a la cual no tomo importancia, pero los compañeros de trabajo preguntan si se sentía mal, pero él decía que no, sin embargo le obligan irse a descansar e ir a ver al doctor.
Con problemas llego al doctor; al revisarlo presentaba una presión arterial de 240/130 con pulso de 128 con azúcar en sangre de 470. Empieza a sentir dolor en el pecho, sudoración profusa; el sentía como si estuviera flotando, además de intenso dolor de cabeza.

Lo que pasó y sintió ese día le cambio la vida por completo
A los 34 años de edad con una familia que mantener y toda una vida por delante, es diagnosticado con Hipertensión Arterial y Diabetes Mellitus.

Era difícil para el aceptar y encarar este hecho, porque él sabía que tenía tres hijos a quienes sacar adelante, apenas eran unos niños, venia la secundaria, preparatoria, quería que fueran a la universidad. Lo que él quería a toda costa es que ellos estudiaran a pesar de todo, siempre soñó darles una carrera para que fueran personas de bien, tenía que cuidarlos, protegerlos, quererlos y educarlos para después dejarlos volar, y para eso necesitaba estar saludable.

Historia simplificada

Paciente 2

Paciente de 78 años de edad de sexo femenino, de 70 kilos de peso, 5'4" de estatura. Abuela, procuraba buena alimentación y aparente buen estado de salud.

Su madre diabética, cuatro tíos por parte de madre diabéticos e hipertensos.

Ella inicio a los 62 años de edad, presentando pérdida de peso. En una de sus revisiones presenta azúcar elevada en sangre. Se le hacen todas las pruebas necesarias y en efecto salió positiva para diabetes. Y además se le diagnostico problemas con su presión arterial.

Tomaba sus medicamentos para su azúcar y alta presión, pero no llevaba un control, nunca se checaba sus niveles de glucosa. También sufría de pequeños desmayos, pero no les daba mucha importancia.

Paso el tiempo y una mañana en su casa, sufrió un desmayo, al caer se golpea una de sus piernas provocándose una pequeña herida de aproximadamente un centímetro de diámetro o menos en tobillo derecho.

A partir de entonces la odisea comenzó. La herida se infectó, se extendió. Hubo curaciones, pero tratamiento médico no funciono. La paciente no resistió.

Es muy fácil hacer diagnósticos retrospectivos, pero quizá la razón de sus desmayos era el azúcar baja, (hipoglicemia) pero el paciente no sabía la causa de sus desmayos.

Chéquense, revísense, platiquen con su médico.
No tiene que pasar.
Y no digan nadie me lo dijo.

Prevención es la mejor forma de medicina para cualquier tipo de enfermedad. Pero si ignoramos nuestros cuerpos cuando no quieren decir algo en forma de signos y síntomas, y no aprendemos a escucharlos las consecuencias son desastrosas.

La vida es muy corta aprovéchela, disfrútela.

Solo una vez hacemos este viaje tan maravilloso de la vida.

ES USTED DIABÉTICO?

APRENDA A RECONOCER QUE LO ES Y… ACÉPTELO!

CHÉQUE DIARIAMENTE SUS NIVELES DE AZÚCAR
Y ANÓTELOS EN UN CUADERNO…

CUIDE SU ALIMENTACIÓN!

TOME SU MEDICAMENTO!

VISITE A SU MÉDICO CON FRECUENCIA…

*UN DIAGNÓSTICO TEMPRANO LE AYUDA A
PREVENIR COMPLICACIONES SERIAS…*

¡CHÉQUESE!
¡COMA SALUDABLE
Y
¡EJERCITE SU CUERPO!

EVITE LAS ÚLCERAS DIABÉTICAS,
AMPUTACIONES,
INFARTOS,
CEGUERA,
INSUFICIENCIA RENAL (DIÁLISIS)....

PREVENCIÓN!!!
El mejor Tratamiento…

HIPERTENSIÓN ARTERIAL
"Un asesino silencioso"

EVITE COMPLICACIONES
La Presión Arterial varía constantemente…

CHÉQUESE VARIAS VECES AL DÍA

CAUSAS DE HIPERTENSIÓN:
Vida sedentaria, Obesidad…

DIVERSOS SÍNTOMAS
Mareos, Visión Borrosa, Dolor de Cabeza…

❖ **HIPERTENSIÓN = PRESIÓN ALTA**
❖ **HIPOTENSIÓN = PRESIÓN BAJA**
❖ **FRECUENCIA CARDÍACA = PULSO (Alto o Bajo)**

ATENCIÓN MÉDICA URGENTE!!!

CUÍDESE Y APRENDA A CHECARSE…

COMPLICACIONES DE LA HIPERTENSIÓN
Derrame Cerebral
Insuficiencia Cardíaca
Insuficiencia Renal

RECUERDE…

VISITAS AL MÉDICO
EXÁMENES DE LABORATORIO

CHÉQUESE!!
TOME SUS MEDICAMENTOS

EJERCITE SU CUERPO DIARIAMENTE!!

CONSULTE A SU MÉDICO

COMA SALUDABLE

CHÉQUESE DIARIAMENTE...

¡¡CUÍDESE…

...PARA PODER DISFRUTAR LA VIDA...

SÓLO HAY QUE MANTENERSE SALUDABLE!!

COME SANO
VIVE BIEN
SÉ FELIZ
DISFRUTA TU VIDA

SÓLO TIENES UNA..
CUÍDALA!!!